BEI GRIN MACHT SICH IHR WISSEN BEZAHLT

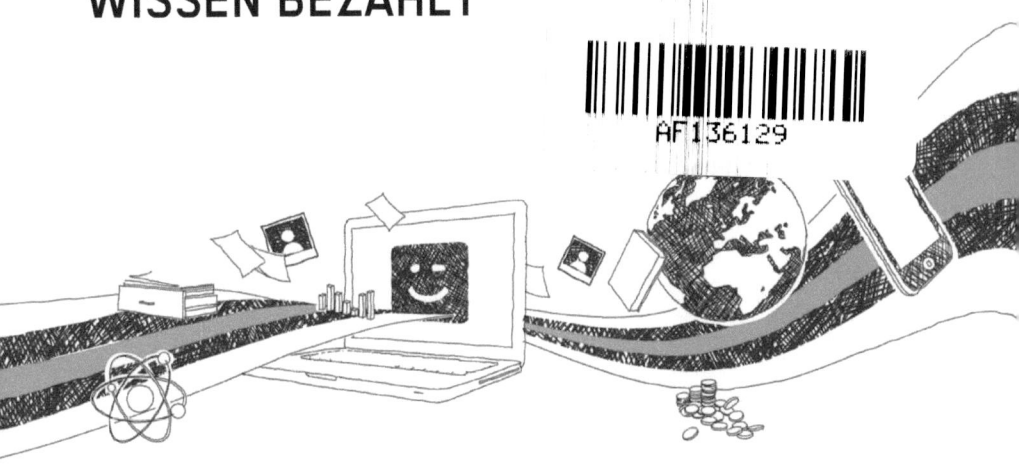

Bibliografische Information der Deutschen Nationalbibliothek:

Die Deutsche Bibliothek verzeichnet diese Publikation in der Deutschen National-
bibliografie; detaillierte bibliografische Daten sind im Internet über http://dnb.d-
nb.de/ abrufbar.

Impressum:

Copyright © 2019 GRIN Verlag
Druck und Bindung: Books on Demand GmbH, Norderstedt Germany
ISBN: 9783346136695

Dieses Buch bei GRIN:

https://www.grin.com/document/535127

Karolin Assheuer

Die Entwicklung der Rückenschule von 1980 bis heute

GRIN Verlag

GRIN - Your knowledge has value

Der GRIN Verlag publiziert seit 1998 wissenschaftliche Arbeiten von Studenten, Hochschullehrern und anderen Akademikern als eBook und gedrucktes Buch. Die Verlagswebsite www.grin.com ist die ideale Plattform zur Veröffentlichung von Hausarbeiten, Abschlussarbeiten, wissenschaftlichen Aufsätzen, Dissertationen und Fachbüchern.

Besuchen Sie uns im Internet:

http://www.grin.com/

http://www.facebook.com/grincom

http://www.twitter.com/grin_com

IST Hochschule für Management
Rückentraining, FHM112

WS 2019

Die Entwicklung der Rückenschule von 1980 bis Heute

Karolin Assheuer

B.A. Fitness & Health Management

FS 6

Inhaltsverzeichnis

1. Einleitung

„Rückenschmerzen sind das medizinische Desaster des 20. Jahrhunderts dessen Erbe in das neue Jahrtausend hineinstrahlt".

Man kann heute sagen, dass WADDELL's drastische Vorhersage eingetreten ist (WADDELL 2004 S.1). Unbestritten ist Rückenschmerz eines der gravierendsten Schmerzprobleme unserer Zeit. Nicht verwunderlich, dass die Kosten für Vorsorge und Therapie ein Fass ohne Boden im Gesundheitssystem sind. Allein die AOK beispielsweise hat 2017 rund 2,45 Millionen Euro für physiotherapeutische Leistungen zur Behandlung von Rückenschmerzen aufgewandt. Damit sind Rückenschmerzen mit großem Abstand der häufigste Grund für Verordnungen von Krankengymnastik (vgl. AOK Heilmittelbericht 2018). Kassen, Ärzte sowie Patienten haben also großes Interesse an effektiver, wirksamer Vorbeugung sowie schneller Schmerzlinderung.

Es überrascht nicht, dass sich im im Laufe der Jahre eine ganze Branche für Therapie und Training rund um den Rücken entwickelt hat. Das bekannteste Konzept „die Rückenschule" ist seit den 80ern in Deutschland bekannt und hat seitdem eine große Entwicklung durchlaufen. In ihren verschiedenen Varianten unterliegt sie dabei denselben größeren Trends wie andere Bereiche des Gesundheitssystems - weg von einer einseitigen und hin zu einer ganzheitlichen Perspektive, die größere soziale Kontexte in den Blick nimmt.

Die vorliegende Arbeit untersucht diesen Wandel genauer. Zunächst wird ein kurzer Überblick über die zeitliche Entwicklung und verschiedene Formen der Schulen gegeben. Dann werden die Trainingskonzepte der Rückenschulen damals und heute miteinander verglichen. Zur besseren Unterscheidung wurden drei Dimensionen identifiziert, an denen die Veränderungen gut erkennbar gemacht und verglichen werden können: Das sind das zugrundeliegende Gesundheitsmodell, die Vermittlungsmethode und die Rolle des Trainers.

2. Definition Rückenschule

Zuerst einmal sei festzustellen: nicht immer gab es *die* Rückenschule. Es existierten viele verschiedene Modelle, dessen Inhalte und Methoden sich teils stark unterschieden und auch abhängig waren von Ort, Zeit und Trends. Alle haben jedoch eines gemeinsam: Die Rückenschule ist ein Bewegungstraining mit dem Ziel, den Patienten zum Handeln anzuleiten.

Nach KEMPF ist die Rückenschule ein verhaltensorientiertes Bewegungstraining, das darauf abzielt, den Menschen, ganz im Sinne der Weltgesundheitsorganisation (WHO), zu einem eigenverantwortlichen, gesundheitsbewussten und Risikofaktoren vermeidenden Handeln hinzuführen (vgl. KEMPF 2003a S.8). Es zielt auf Personen mit leichten, aber noch nicht behandlungsbedürftigen Rückenbeschwerden, und jenen, die potenziellen zukünftigen Beschwerden aktiv entgegenwirken wollen, ab.

Die Ziele reichen von der Förderung der Rückengesundheit der Teilnehmer über die Vorbeugung einer Chronifizierung bis zur Heranführung an einen gesunden und aktiven Lebensstil. Mit theoretischen und praktischen Inhalten in den Bereichen Koordination, Kraft, Ausdauer und Beweglichkeit soll den Teilnehmern zur Stärkung der gesundheitlichen Ressourcen verholfen und Spaß an der Bewegung vermittelt werden. Die inhaltlichen Schwerpunkte und Ziele der einzelnen Modelle unterscheiden sich dabei teils stark; damit wird sich das nächste Kapitel im Detail auseinander setzen. Zusätzlich existieren Sonderformen von Rückenschulen, wie auf bestimme Arbeitsplätze zugeschnittene Modelle, Rückenschulen für Kinder, Senioren oder für Arbeitnehmer in Pflegeberufen. An dieser Stelle sei angemerkt, dass diese Modelle nicht direkter Gegenstand dieser Arbeit sind und sich im folgenden auf die allgemeine Rückenschule für Erwachsene fokussiert wird.

3. Rückenschule damals und heute - eine historische Einordnung

„Für den Rückenschmerz gibt es keine nationale Grenze" (REINHARDT 1991 S.7): Auf der ganzen Welt entstanden Konzepte, die dem Rückenschmerzpatienten helfen sollten, mit seinen Schmerzen umzugehen und sie zu bewältigen. Doch wie im vorherigen Kapitel erwähnt, unterschieden sich die verschiedenen Konzepte oft in ihren Grundzügen. Bevor die Arbeit sich im Detail mit der Entwicklung der Rückenschule in Deutschland auseinandersetzt, soll ein kurzer Überblick über die Entstehung dieses Bewegungstrainings gegeben werden.

3.1. Die Anfänge der Rückenschule im internationalen Vergleich

Der Franzose Jacques Mathieu Delpech „erfand" bereits im Jahre 1825 die Rückengymnastik, dessen wichtigster Bestandteil die körperliche Aktivität war. Grundlage seiner Lehre war die Auffassung, dass im Körper ein ausgewogenes Verhältnis von Zug und Gegenzug innerhalb bestimmter, zusammenwirkender Muskelgruppen vorhanden ist. Deformitäten wurden nach Delpech durch eine plötzliche oder allmählich auftretende Störung dieses Gleichgewichts verursacht, die es durch systematische Gymnastik wieder auszugleichen galt (vgl. RUDORFF und RUDORFF 2007 S.8).

Die Geschichte der traditionellen Rückenschule, wie wir sie heute kennen, begann allerdings in Schweden. Zachrisson-Forsell richtete 1969 in Stockholm die erste Rückenschule „Svenska Ryggskola" ein. Deren grundlegenden Ziele waren es, den Patienten zu befähigen, selbstständig seine Arbeitsumgebung und sein Wissen zu verbessern sowie den Bedarf an sozialen, medizinischen und ökonomischen Ressourcen zu reduzieren, die durch vermeidbare Rückenschmerzen entstehen. Das Programm war auf zwei Wochen ausgelegt und umfasste unter anderem die Vermittlung medizinischen Basiswissens, das Erlernen der Stufenlagerung und Regeln für bandscheiben-schonendes Sitzen.

Wenige Jahre später zog 1974 auch der Kanadier Hall mit seinem Modell „Canadian Back Education Units" nach. Die Besonderheit: Es war hauptsächlich für Patienten mit chronischen Beschwerden vorgesehen und es wurde vor allem mit Psychiatern und Psychologen zusammengearbeitet. Darüber hinaus wurde 1976 die „California Back School" von White und Mattmiller in San Francisco für Patienten mit akuten Beschwerden entwickelt. In allen hier vorgestellten frühen Rückenschulen lag das Hauptziel bei der Rückenvorsorge.

3.2. Etablierung der Rückenschule in Deutschland

In Deutschland wurden erstmals ab 1983 Rückenschulen eingerichtet. In den späten 80ern und frühen 90er erlebten sie dann einen regelrechten „Boom" (KEMPF 2003b S.13). Im Rahmen der hier vorgelegten Arbeit soll ein kurzer Überblick über die wichtigsten Strömungen gegeben werden.

Die sogenannte **Bochumer Rückenschule** ist die erste klinische Rückenschule in Deutschland. 1983 wurde sie von Prof. Jürgen Krämer an der orthopädischen Universitätsklinik in Bochum gegründet. Ihre medizinisch-funktionell orientierte Zugangsweise sieht die Ursachen für Beschwerden sowie Therapieansätze vorwiegend im physischen, somatischen Bereich (KEMPF 2010 S.5). Grundlegend waren die „10 Regeln der Rückenschule", die den inhaltlichen Rahmen der Rückenschule von da an größtenteils bestimmten. Auf diese 10 Gebote werden wir in Kapitel 6.1 zurück kommen. Zeitgleich wurde auch **der deutsche Verband für Gesundheitssport und Sporttherapie e.V. (DVGS)** gegründet, der sich unter anderem für die besonderen fachlichen, rechtlichen und politischen Interessen von Bewegungs-fachkräften in der Öffentlichkeit, im Gesundheitswesen und auf politischer Ebene engagiert.[1]

---

[1] https://dvgs.de

Nach der klinischen, entstand nur ein Jahr später die erste ambulante Rückenschule Deutschlands: **Die Mettmanner Rückenschule** wurde unter der Leitung von Dr. Carl-Heinz Ulrich und dem Psychologen Christian G. Nentwig gegründet und arbeitete eng mit der Bochumer Rückenschule zusammen. Besonders hervorzuheben ist hier die Erweiterung des Trainings um die psychologische Komponente. Ihre medizinisch-psychologisch orientierte Zugangsweise erweitert den vorherigen Ansatz der Rückenschulen (vgl. KEMPF 2010 S.5). Schon hier zeigen sich also erste Ansätze, eine breitere Perspektive zur Behandlung von Rückenschmerz in den Blick zu nehmen.

Die zunehmende Professionalisierung des Bereichs zeigt sich in der Gründung des **Forum Gesunder Rücken- besser Leben** Ende der 80er-Jahre. Ziel des Vereins war und ist die Förderung präventiver und rehabilitativer Maßnahmen gegen Rückenleiden sowie die Verbreitung der Rückenschulinitiative (vgl. GUDEL 2002 S.43). Seit 1989 gibt der Verein regelmäßig die Fachzeitschrift „Die Säule" mit aktuellen Erkenntnissen führender Fachautoren und den Anwendungstipps erfahrener Praktiker heraus.[2] Im Verein wurde abermals die standardisierte Ausbildung der Therapeuten voran getrieben. Er ist heute mit über 1000 Mitgliedern der größte deutsche Rückenschulverband. Im Jahre 1989 gründete Hans-Dieter-Kempf schließlich **die Karlsruher Rückenschule** mit sportpädagogischer Zugangsweise. Hier wird der Mensch erstmals in seiner biopsychosozialen Gesamtheit betrachtet.

Bis in die 90er Jahre etablieren sich so viele verschiedene Rückenschulen und in nur wenigen Jahren entwickelt sich ein ganzer Markt mit steigenden Fördermitteln, Krankenkassenzuwendungen und einer Explosion der Teilnehmerzahlen. Die Einführung des §20 SGB V, im sogenannten Präventionsgesetz, im Jahr 1989 trug entscheidend zur steigenden Popularität der Rückenschulen bei.

---

[2] https://www.forum-ruecken.de/mitgliedschaft/die-saeule

Der §20 ist mit den §§ 20a, 20b und 20c im Sozialgesetzbuch V zu finden und formuliert die gesetzlichen Regelungen der Primärprävention und Gesundheitsförderung der Krankenkassen. Durch die Aufnahme von Präventionsmaßnahmen in den Leistungskatalog der gesetzlichen Krankenkassen, profitierte auch die Rückenschule - ein umfangreiches Angebot etablierte sich.

3.3. Konföderation der deutschen Rückenschulen KddR

Neben dem Erfolg kam es jedoch auch zu immer mehr Kritik. Kritisiert wurden neben der Heterogenität der Konzepte unterschiedlicher Rückenschulen unter anderem auch mangelhafte Standards in der Ausbildung der Trainer und sogar die Wirksamkeit der Rückenschule an sich wurde angezweifelt. Maßgeblich war in diesem Zusammenhang die Studie von Lühmann, Kohlmann und Raspe „Evaluation von Rückenschulprogrammen als medizinische Technologie" von 1998. Die Wissenschaftler sprachen die Empfehlung aus, dass die Finanzierung durch die Krankenkassen aufgrund mangelnder Datenlage zur Wirksamkeit von Rückenschulprogrammen gekürzt werden sollte (vgl. WOLF 2005 S.36). Diese Kritik zusammen mit der Streichung des §20 im Rahmen der Gesundheitsreformen der späten 90er-Jahre, bedrohten das Modell Rückenschule.

Um Kürzungen der Finanzierung entgegen zu wirken und die Rückenschule wieder zu rehabilitieren, schlossen sich 2004 die neun großen Rückenschulverbände (BBGS, BdR Bundesverband deutscher Rückenschulen, IFK e.V, deutscher Gymnastikbund DGymB e.V, DVGS, ZVK, Forum Gesunder Rücken- besser leben e.V und des VPT) zur Konföderation der deutschen Rückenschulverbände KddR zusammen.

Ziel war es, Inhalte und Methoden präventiver Rückenschulkurse sowie die Rückenschullehrer-Ausbildung, deren Qualitätssicherung und Prüfungsordnung einheitlich zu gestalten (WOLF 2005 S.37). Noch heute führt die KddR auf ihrer Homepage bessere Chancen zur Finanzierung und einheitliche Ausbildungsstandards als zentrale Ziele der Vereinigung auf.

Das Ergebnis der Konföderation war das Curriculum der „neuen Rückenschule", welches bei allen Krankenkassen auf positive Resonanz stieß. Es wurde 2006 an die Bundesgesundheitsministerin übergeben und in den Handlungsleitfaden der Krankenkassen als Qualitätskriterium aufgenommen (KEMPF 2010 S.5). So führte es auch zur Wiederaufnahme der Rückenschule als geförderte Leistung der gesetzlichen Krankenkassen. In rund 30 Jahren hatte sich so aus vielen verschiedenen Schulen, *eine* anerkannte Rückenschule, wie wir sie heute kennen, gebildet.

4. Medizinische Modelle in der Rückenschule - aus alt mach neu

Wie zuvor erläutert, hat sich aus der Vielzahl der Modelle aus der Anfangsphase eine standardisierte neue Rückenschule entwickelt. Aber die Veränderung der Rückenschule war nicht nur getrieben durch die Notwendigkeit der Standardisierung und die Anerkennung im Sozialgesetzbuch, auch die wissenschaftlichen Ansichten, die als Grundlage dienten, haben sich gewandelt. Auf die Unterschiede des klassischen biomedizinischen und des heute genutzten Biopsycho-sozialmodells sowie des Salutogenese-Modells geht die Arbeit im Folgenden ein.

4.1. Das biomedizinische Modell

Das Konzept der klassischen Rückenschule stützt sich grundlegend auf das biomedizinische Modell von Gesundheit welches seinen Schwerpunkt auf den Krankheitsbegriff legt. Dem Modell zufolge entsteht Krankheit durch Störungen von Körperfunktionen, die biochemisch oder physikalisch nachgewiesen werden können. Sie wird als „messbare Abweichung von einem quantitativ erfassbaren und statistisch festgelegten Normzustand beschrieben" (GREINER 1998 S. 40f). Gesundheit wird hier als gegenteiliger Zustand von Krankheit angesehen. Verschlechtert sich der oben genannte Normzustand wird von Krankheit gesprochen - eine Verbesserung bedeutet in diesem Zusammenhang Gesundheit oder eine Genesung. Für eine solche Verschlechterung wird versucht Ursachen, also Risikofaktoren, zu finden und zu eliminieren.

Im Bezug auf die Rückenschule wird angenommen, dass die Zunahme von Rückenbeschwerden durch eine unangemessene Lebensweise beschleunigt und zum Teil sogar verursacht wird (vgl. GUDEL 2002 S. 42). Unabhängig von der Schmerzentstehung, Alltag und Hintergrund des Betroffenen werden Rückenschmerzen eindimensional betrachtet: Schmerzen werden auf die selbe Art und mit den selben Übungen therapiert - unabhängig vom Patienten.

Die Schwachstelle des biomedizinischen Modells ist zum einen die se negative Sicht auf Krankheit als unveränderlicher Zustand und zum anderen der starre Fokus auf die Krankheitsbilder der Patienten. Es wird nicht genügend Rücksicht auf verschiedene Lebensumstände der Teilnehmer genommen; der menschliche Körper wird als Maschine mit einer „defekten Funktion" angesehen ohne psychologische und verhaltensbezogene Dimensionen zu berücksichtigen.

4.2. Das Biopsychosozialmodell

Die neue Rückenschule adressiert diese Schwachstellen. Sie ist ein biopsychosozial ausgerichtetes multimodales Rückenprogramm (vgl. KEMPF 2010 S.4f) und stützt sich auf die Annahme, dass die Entwicklung jedes Menschen von den drei Faktoren Körper, Geist und Umwelt geprägt ist. Das Biopsychosozialmodell sagt aus, dass bei der Entstehung und Aufrechterhaltung von Schmerz neben biologischen Prozessen auch kognitiv-emotionale Faktoren, verhaltensabhängige Aspekte und vor allem psychosoziale Faktoren eine große Rolle spielen (vgl. KEMPF 2010 S.7).

Das Modell besagt, dass jeder Mensch Schmerz unterschiedlich wahrnimmt; dessen Bewertung ist abhängig von Einflüssen wie beispielsweise dem sozialen Umfeld, der ethnischen Herkunft oder vorherigen Schmerzerfahrungen. Der Teilnehmer wird nicht mehr nur auf seine Krankheit beschränkt, sondern als Ganzes betrachtet und mit seinen individuellen Ansprüchen und Möglichkeiten in den Vordergrund gestellt. „Aus diesem Gesundheitsverständnis heraus wird der primärpräventive Ansatz der Rückenschule hergeleitet mit dem Ziel, Rückenschmerzen vor deren Entstehung durch Verringerung oder Beseitigung von Risikofaktoren zu vermeiden" (GUDEL 2002 S.22). Für die neue Rückenschule heißt das, dass Schmerzen ein Ausdruck der persönlichen Lebenssituation des Betroffenen sind. Mit einem individuellen Training, welches auf den Alltag des Teilnehmers abgestimmt ist, können sie erfolgreich behandelt werden.

Es wird deutlich, dass es sich in der neuen Rückenschule nicht mehr nur uneingeschränkt um den Abbau von Risikofaktoren handelt - dem Teilnehmer soll bewusst gemacht werden, dass er eigenverantwortlich in seinem Handeln für seine Krankheit ist.

4.3. Das Salutogenese-Modell

Die neue Rückenschule hat eine ganzheitliche Perspektive auf Schmerz und dessen Einflussfaktoren; sie beschäftigt sich darüberhinaus auch ausgiebig mit der Frage nach Vorbeugung und wie der Patient mit dem Krankheitsbild Rückenschmerzen bestmöglich im Alltag leben kann. Mit dieser Suche nach den Merkmalen für die Rückengesundheit (anstatt nur der Frage nach Schmerzlinderung nachzugehen) orientiert sie sich an der salutogenetischen Fragestellung „Wie entsteht Gesundheit?".

Nach Antonowsky befindet sich jeder Mensch auf einem Kontinuum zwischen den Polen „Krankheit" und „Gesundheit". Wo genau sich eine Person in diesem Kontinuum aufhält ist einzig und allein von ihren

Fähigkeiten abhängig, Spannungszustände auszugleichen. Dieser Spannungszustand ist von den Faktoren "psychophysische Stressoren", „Resilienz" und dem „Köhärenzssinn" abhängig. Das Modell stellt also genau die Faktoren heraus, die es dem Menschen ermöglichen, in einem Kontext voller psychischer und körperlicher Stressoren und Krankheitserreger einen akzeptablen Gesundheitsstatus zu erhalten (vgl. HUBER 2004, S.32).

Mit der neuen Rückenschule wird erkannt, dass die absolute Schmerzfreiheit im Sinne einer Primärprävention unmöglich bzw. nur bei Kindern und Jugendlichen zu realisieren ist (vgl. LÜHMANN, 2005) und primär auf die Vorbeugung einer Chronifizierung der Rückenschmerzen abgezielt werden sollte. Die Komponenten „Wissen", „Einstellung" und „individuelle Handlungsfähigkeit" werden ganz nach dem Faktor „Kohärenzsinn" des Salutogenese-Modells zum wichtigen Bestandteil des neuen Konzepts, um einen aktiven, gesundheitsförderlichen Lebensstil zu unterstützen.

Die übergeordneten Ziele der neuen Rückenschule sind somit das Fördern der Rückengesundheit sowie die Vermeidung der Chronifizierung von Rückenschmerzen (vgl. KEMPF 2010 S.6). Aber nicht nur die Entwicklung der Gesundheitsmodelle beeinflussen die Veränderung der Ziele. Auch in der Informationsvermittlung und der inhaltlichen Gestaltung der Rückenschulen ist über die Jahre ein Umbruch zu verzeichnen.

5. Vom Trainer zum Coach: Die Beziehung von Kursleiter und Teilnehmern

Die Veränderungen der medizinischen Modelle, mit denen klassische und neue Rückenschule arbeiten, schlägt sich selbstverständlich auch in den Trainingsmethoden und der Wissensvermittlung selbst nieder. Zuerst wird die Rolle des Kursleiters in der Rückenschule und seine genutzten Methoden untersucht.

5.1. Deduktive Vermittlung in der klassischen Rückenschule

Obwohl in der klassischen Rückenschule unter anderem die Heterogenität in der Ausbildung der Lehrer und der Gestaltung der Kurse ein Problem war (vgl. FLEICHAUS 2007 S.1); wird bei der Recherche schnell ersichtlich, dass es kaum Unterschiede in der Methodik gab: Die Lehrmethode aller Übungsleiter stützte sich überwiegend auf die deduktive Vermittlungsmethode. Hierbei geht es vor allem um eine schnelle Zielerreichung: Die Teilnehmer sollen bestimmte Vorgaben (Sitzposition, Schrittstellung, Gelenkwinkel) in kürzester Zeit optimal umsetzen, die Norm wird vom Kursleiter durch Anweisungen und Vorschriften vorgegeben.

Es ist das „Vormachen" und „Instruieren" des Trainers, was die Konzepte von vor 30 Jahren kennzeichnete. Die Stunden sind kursleiterzentriert und wenig auf die individuellen Bedürfnisse der Teilnehmer zugeschnitten. Der Trainer ist in der Rolle des Experten, der seinen Patienten uneingeschränkt gleichwertig behandelt und anweist. Dabei bleibt kein Platz für Eigenständigkeit, geschweige denn selbstständiges, kreatives Ausprobieren. Im Gegenteil - durch die strengen Vorgaben werden die Teilnehmer in ihrem Handeln eingeschränkt und die Angst verankert, etwas falsch zu machen.

5.2. Induktive Vermittlung in der neuen Rückenschule

Heute, in der neuen Rückenschule, ist das anders. Der Sporttherapeut und Referent des BdR Manfred Link unterstreicht, es sei „wichtig die Teilnehmer dort abzuholen wo sie stehen" (vgl. WOLF 2005 S.38). Er verlangt von seinen ausgebildeten Kursleitern, dass sie in ihren Kursen die Übungen individuell auf die einzelnen Patienten zuschneiden (vgl. ebd.).

Der Fokus liegt jetzt auf der induktiven Vermittlung. Dabei werden die Teilnehmer zum „Ausprobieren" ermutigt. Der Kursleiter hält sich im Hintergrund und nimmt vielmehr ein beobachtendes und teilnehmer-orientiertes Verhalten an. Er lässt den Teilnehmern einen großen Spielraum individuelle Erfahrungen zu machen und selbstständig und eigenständig Bewegungsformen zu erarbeiten.

Der Kursleiter ist also nicht mehr nur „Trainer" sondern auch „Berater", „Moderator" und „Betreuer". Er ist ein „Coach" mit der Aufgabe, „Alltags-, Freizeit- und Arbeitsplatzsituationen zu beurteilen und die vielfältigen Bewegungsmöglichkeiten darin aufzuzeigen" (vgl. BIALLAS et. Al. 2007, S. 163 f.).

6. Wissensvermittlung von Theorie zu Praxis

Eng verbunden mit der induktiven und deduktiven Methode hat sich auch der Ablauf der Stunden und die Wahl der Lehrmittel mit der Zeit verändert.

6.1. Wissensvermittlung in der klassischen Rückenschule

Mit der Ausrichtung auf das biomedizinische Gesundheitsmodell, welches sich maßgeblich auf Schmerz und Risikofaktoren konzentriert, liegt es auf der Hand, dass auch die Wissensvermittlung in der klassischen Rückenschule defizitorientiert gestaltet ist.

Die klassische Rückenschule ist sehr vortrags- und informationslastig. Das fällt schon auf, wenn man sich die Rahmenbedingungen genauer anschaut. Der Kurs findet einmalig in Seminarräumen der Volkshochschulen oder Kureinrichtungen statt und ist inhaltlich überwiegend von Unterweisungen geprägt: „Bei der Vermittlung von Informationen über gesundheitlich vorteilhaftes Alltagsverhalten fällt auf, dass den Teilnehmern Richtlinien für ihr eigenes Verhalten vermittelt werden, die in Form von Regeln dargestellt werden" (GUDEL 2002 S.84).

Beispielhaft sind die „10 Regeln der Rückenschule". 1986 von Krämer aufgestellt, ziehen sie sich wie ein roter Faden durch die verschiedenen Konzepte der klassischen Rückenschulen. Einige dieser Regeln gleichen Verboten wie beispielsweise „Hebe keine schweren Gegenstände" oder „stehe nicht mit geraden Beinen". Diese Regeln betonen den „schulhaften Charakter" (GUDEL 2002 S.86) der klassischen Konzepte. Auch die Übungen sind ausgerichtet auf Schmerzvermeidung und an diese Gebote angepasst, indem beispielsweise instruiert wird, wie Teilnehmer „korrekt" beim Bücken in die Hocke gehen. Bei dieser Dynamik besteht die Gefahr, dass die Regeln und Übungen von den Teilnehmern weder in ihrer Sinnhaftigkeit hinterfragt, noch das Alltagsverhalten durch das Erlernen ebendieser verändert wird.

Neben den 10 Regeln von Krämer weisen auch Darstellungen an Wirbelsäulen-Modellen, Overheadprojektoren, Stehtafeln und Videofilmen auf den Schwerpunkt der theoretischen Unterweisung in der klassischen Rückenschule hin. Die Defizite zeigen sich vor allem in der Praxis: bekommt der Teilnehmer vermittelt, dass bestimmte Bewegungen schmerzauslösend sein oder sogar noch schlimmer zu einem Bandscheibenvorfall führen könnten, entwickelt er häufig ein Angstvermeidungsverhalten: Aktive Bewegung wird vermieden, es werden Schonhaltungen angenommen aus Angst, etwas falsch zu machen und übertriebene Aufmerksamkeit gefördert.

6.2. Wissensvermittlung in der neuen Rückenschule

Mit neusten wissenschaftlichen Erkenntnissen und aktuellem medizinischen Wissen, weiß man es heute besser: Basierend auf dem Biopsychosozialmodell wird die neue Rückenschule bewegungsorientiert und individuell ausgerichtet.

Durch ihr mehrdimensionales Programm, welches mit mehreren Einheiten aufeinander aufbaut, versucht die neue Rückenschule den Teilnehmern positiv zu begegnen: „Rückenschmerzen können am ehesten durch solche Konzepte vermieden werden, die Patienten an regelmäßige körperliche Aktivität heranführen, sie gezielt informieren und „Positivbotschaften" vermitteln (VOLBRACHT 2005).

Mit ausreichend Zeit und intensiven, praktischen Übungsteilen soll auf jeden Teilnehmer einzeln eingegangen werden. Der Kurs findet nicht mehr in Seminarräumen statt, sondern in Kursräumen, Sporthallen oder sogar draußen. Requisiten sind Kleingeräte, die auch in klassischen Gymnastikkursen verwendet werden wie Gymnastikbälle, Kurzhanteln, Reifen oder Walkingstöcke. Denn auch neue Trendsportarten haben ihren Platz in der Rückenschule und werden regelmäßig ausprobiert und den Teilnehmern näher gebracht.

Der Spaß an der Bewegung ist heute der Kernpunkt und die 10 Regeln nach Krämer sind Geschichte. Die Teilnehmer sollen Bewegungen nicht einfach aus ihrem Alltag eliminieren, sondern mit gezielten Übungen den Rücken stärken, um zum Beispiel schwere Lasten leichter heben zu können. Sie sollen ausprobieren und für sich herausfinden, wie sie sich am besten bücken können. Das Ziel ist es, die Kursinhalte so leichter zu verinnerlichen und in den eigenen Alltag zu integrieren.

7. Fazit

Zusammenfassend lässt sich sagen, dass zwei wesentliche Faktoren die Entwicklung von der klassischen zur neuen Rückenschule beeinflusst haben.

Das war zum einen die Standardisierung der Rückenschulen durch die KddR. Durch die Vereinheitlichung der Ziele, Inhalte und Methoden der neuen Rückenschule wurde ein wichtiger Beitrag für die gleichbleibende Qualität der Rückenschulangebote geleistet. Einheitliche Fortbildungen zum Rückenschullehrer erhöhten die Standards durch fachkompetente Betreuung. Sie versicherten die Wirksamkeit des Kurses und zugleich die Finanzierung der gesetzlichen Krankenkassen. Die Verankerung der Rückenschule im §20 SGB V etabliert das Modell, als Teil des Leistungskatalogs sind weitläufige Anwendung und hohe Teilnehmerzahlen in der Breite gesichert.

Zum anderen war der Wandel der Perspektive vom eindimensionalen zum ganzheitlichen Ansatz von Gesundheit ausschlaggebend für die Veränderungen in der Rückenschule. Parallel zur Standardisierung veränderte sich der Fokus der Rückenschulen - der Teilnehmer selbst wurde in den Mittelpunkt gestellt. Man betrachtet heute nicht nur den Menschen mit seiner Krankheit sondern mit all seinen Ressourcen, Umständen und Bedürfnissen. In der Rückenschule wird so - wie in anderen Therapieformen auch - deutlich, dass jeder Mensch als Individuum betrachtet werden muss und keiner dem Anderen gleicht. So einzigartig wie das Schmerzbild ist auch die Schmerztherapie. Sie muss daher ganzheitlich und genau auf den Teilnehmer zugeschnitten sein.

Die Entwicklung der Rückenschule von 1980 bis heute zeigt auch, dass größere Trends in der Bevölkerung und die Veränderung unserer Lebensumstände, also der Wandel von Risiko- und Einflussfaktoren, Veränderungen in den Behandlungskonzepten genauso bestimmen wie verbessertes medizinisches Fachwissen. Die fortschreitende Medizin ermöglicht eine immer besser werdende Analyse der Krankheitsbilder und somit eine bessere Behandlung durch spezifisches Training. Durch das steigende Gesundheitsbewusstsein in der Bevölkerung hat das Gut Gesundheit allerdings auch einen immer höheren Stellenwert.

Welche Form die Rückenschule in Zukunft annehmen wird, wird durch medizinischen Fortschritt wie auch Entwicklung des deutschen Gesundheitssystems beeinflusst werden und lässt sich heute nicht mit Gewissheit sagen. Die fortschreitende Relevanz des Modells Rückenschule und ihre andauernde Popularität scheinen mit Blick auf aktuelle Trends in der Bevölkerung und unseren Lebensumständen aber außer Frage zu stehen.

8. Literaturverzeichnis

- BIALLAS, B., WILKE, C. & FROBÖSE, I. (2007). Rückencoaching-neue Wege für ein altes Problem. In H.DEIMEL, G. HUBER, K. PFEIFER & SCHÜLE, K. (Hrsg.). Neue aktive Wege in Prävention und Rehabilitation. Köln: Deutscher Ärzteverlag
- DVGS Deutscher Verband für Gesundheitssport und Sporttherapie e.V. https://dvgs.de/de/dvgs/le%C3%ADtbild.html (zuletzt aufgerufen am 13.10.2019)
- Forum Gesunder Rücken https://www.forum-ruecken.de/mitgliedschaft/die-saeule (zuletzt aufgerufen am 13.10.2019)
- FLEICHAUS,J. (2007): Beweglich bleiben- Die Neue Rückenschule im VPT. https://www.vpt.de/news/detail/beweglich-bleiben-die-neue-rueckenschule-im-vpt/ (zuletzt aufgerufen am 13.10.2019)
- GREINER, B.A. (1998): Der Gesundheitsbegriff in: BAMBERG, E / DUCKI, A / METZ, A.-M. (Hrsg.): Handbuch betriebliche Gesundheitsförderung. Arbeits- und organisationspsychologische Methoden und Konzepte. Göttingen: Hogrefe Verlag
- GUDEL, D. (2002): Neue Ansätze der Rückenschule. Band 5. Hamburg: Institut für bewegungswissenschaftliche Anthropologie e.V.
- HUBER, E. / LANGBEIN, K. (2004): Die Gesundheits-Revolution. Berlin: Aufbau Verlag
- KEMPF, H.-D. (2003a): Rückenschule - Grundlagen, Konzepte und Übungen. 2. Auflage. München/Jena: Springer Verlag
- KEMPF, H.-D. (2003b): Die Rückenschule des Forum: Gesunder Rücken- besser leben e.V. Die Säule, 13, 192-198. http://www.dierueckenschule.de/Hans-Dieter-Kempf/buch-und-zeitschriftenbeitrage/copy_of_Forum-RS.pdf (zuletzt aufgerufen am 13.10.2019)
- KEMPF, H.D. (2010): Die Neue Rückenschule. Das Praxisbuch. Heidelberg: Springer Verlag
- LÜHMANN, D. (2005): Prävention von Rückenschmerz- Grundlagen und mögliche Interventionsstrategien. Stuttgart: Georg Thieme Verlag
- REINHARDT, B. (1991): Die orthopädische Rückenschule. Uelzen: Med.-Literarische Verl.-Ges.

- RUDORFF, K./ RUDORFF, G. (2007): Orthopädie für Physiotherapeutlnnen. Steinfurt: Internationale Medizinische Akademie
- VOLBRACHT, E. (2005): Rückenschulen: Muss der Rücken wirklich in die Schule? https://www.bertelsmann-stiftung.de/de/presse/pressemitteilungen/pressemitteilung/pid/rueckenschulen-muss-der-ruecken-wirklich-in-die-schule/ (zuletzt aufgerufen am 13.10.20019)
- WADDELL,G. (2004): The Back Pain Revolution. 2. Auflage. London: Churchill Livingstone Verlag
- WALTERSBACHER, A. (2018): Heilmittelbericht 2018 https://www.wido.de/fileadmin/Dateien/Dokumente/Publikationen_Produkte/Buchreihen/Heilmittelbericht/wido_hei_hmb_2018.pdf (zuletzt aufgerufen am 13.10.2018)
- WOLF, A. (2005): Fortbildungsführer Rückenschule. Konzepte im Umbruch https://www.thieme-connect.com/products/ejournals/pdf/10.1055/s-0032-1308373.pdf (zuletzt aufgerufen am 13.10.2019)

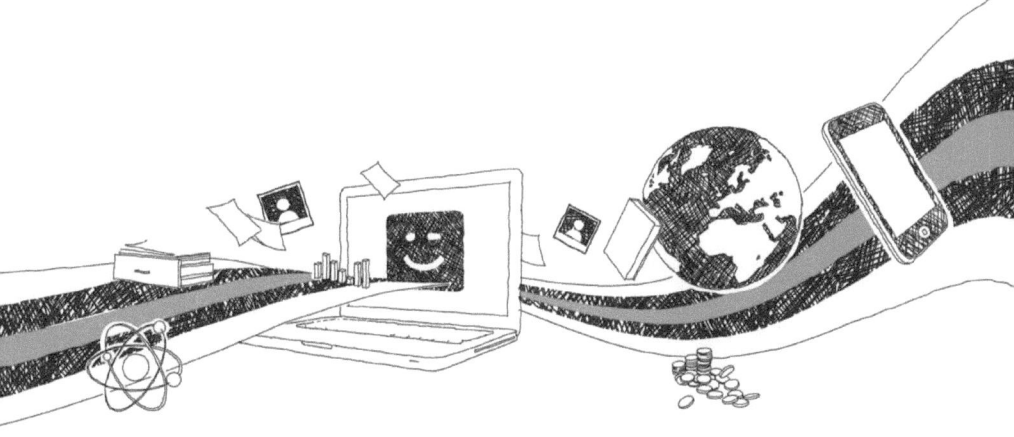
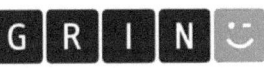